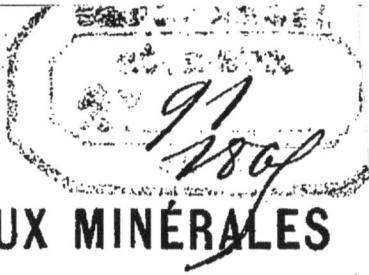

EAUX MINÉRALES

DE

MARTIGNY-LES-BAINS

(VOSGES)

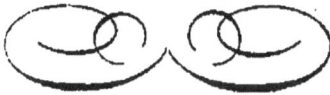

DIJON

ADOLPHE GRANGE, IMPRIMEUR-ÉDITEUR

Rue Bossuet, 15.

1865

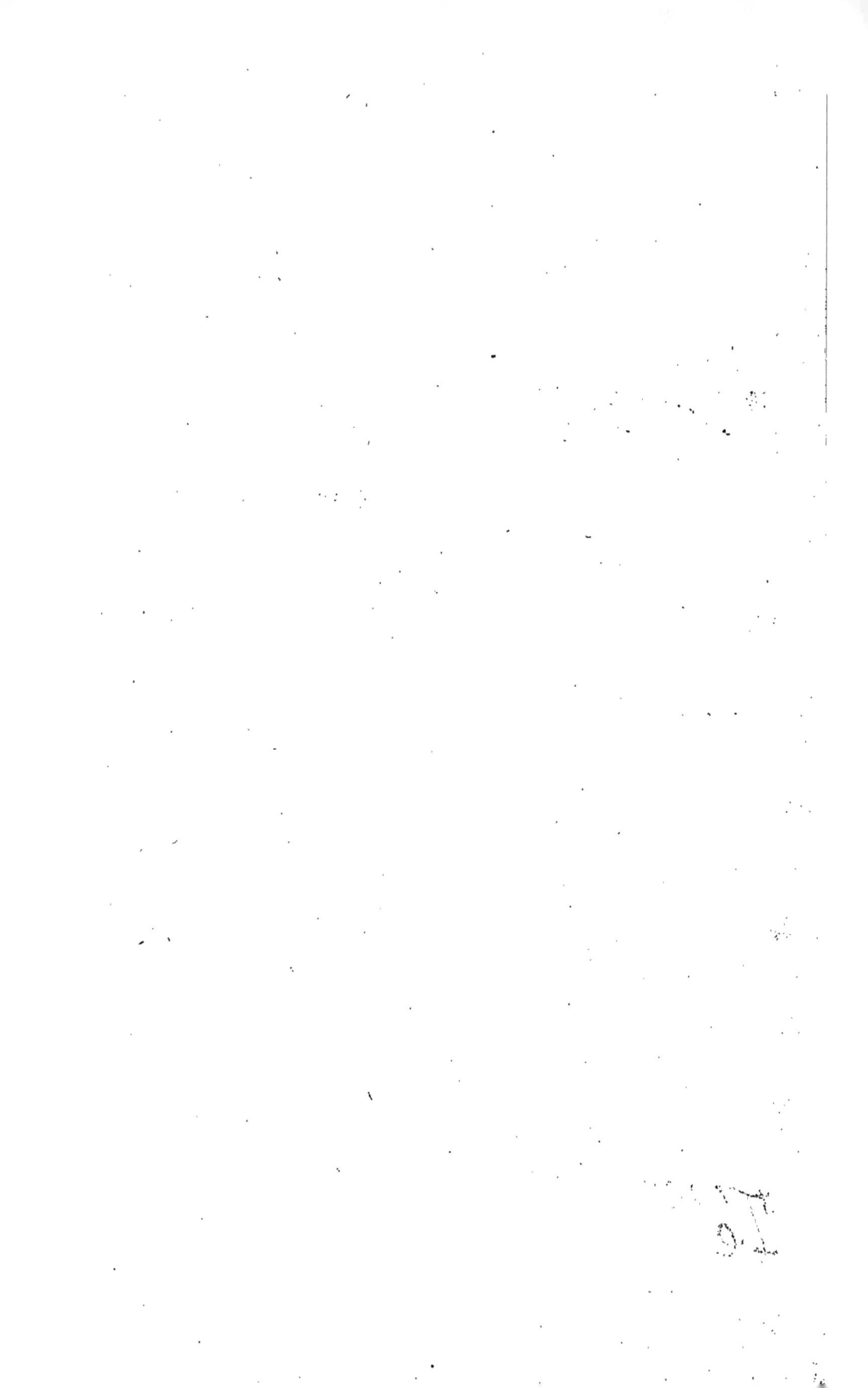

EAUX MINÉRALES

DE

MARTIGNY-LES-BAINS

(VOSGES)

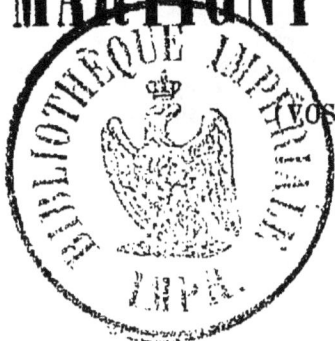
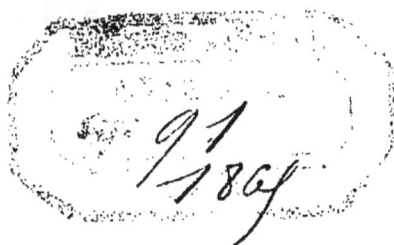
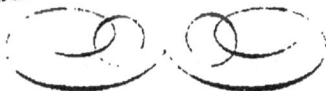

DIJON

ADOLPHE GRANGE, IMPRIMEUR-ÉDITEUR

Rue Bossuet, 15.

1865

EAUX MINÉRALES

DE

MARTIGNY-LES-BAINS

(VOSGES)

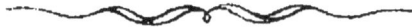

L'Académie de médecine, dans sa séance du 13 avril 1858, entendait et approuvait un savant rapport de M. O. Henry sur les sources d'eaux minérales de Martigny-lez-Lamarche.

Répondant à M. le Ministre de l'agriculture, du commerce et des travaux publics, qui, par une lettre en date du 21 octobre 1857, consultait l'illustre Compagnie touchant l'opportunité d'autoriser l'exploitation de ces eaux, M. le rapporteur concluait à l'affirmative.

Il résulte des analyses faites par M. O. Henry, et consignées au *Bulletin de l'Académie de médecine* (t. xxiii, p. 581), que l'eau minérale de Martigny contient :

Pour 1,000 grammes acide carbonique libre. . . . . *indices.*

Bicarbonates	de chaux . . .	0,156
	de magnésie. .	0,170
	de soude . .	*très peu.*
Sulfates, calculés à l'état anhydre	de chaux . . .	1,420
	de magnésie. .	0,330
	de soude . . .	0,230
Chlorures	de sodium . .	0,110
	de potassium .	0,010

Sesquioxyde de fer (crémate en partie), Alumine, Silice, Phosphate terreux, Principe arsenical, Matière organique de l'humus 0,170

———

2,596

Il résulte encore de ces analyses, ainsi que le faisait remarquer le rapporteur, que la source de Martigny, comparée à celles de Contrexeville et de Vittel, tient le milieu entre elles. Toutes trois sont classées parmi les *Eaux salines sulfatées calcaires, sodiques et magnésiennes;* — la magnésie étant plus abondante dans l'eau de Martigny que dans celle de Contrexeville.

L'analogie de composition faisait présumer, avec raison, à M. O. Henry que les propriétés médicales devaient être les mêmes. En effet, les applications thérapeutiques variées qui ont été faites depuis l'adoption du rapport académique ont démontré que les affections soulagées ou guéries à Contrexeville et à Vittel le sont également à Martigny.

L'eau minérale que nous recommandons au corps médical et au public modifie donc d'une manière avantageuse les *urines chargées d'acide urique;* elle guérit facilement diverses *dyspepsies,* notamment celles où la digestion s'accompagne d'un *développement pénible de gaz* intestinaux, et celles où se produisent des *renvois acides ou brûlants.*

La *constipation habituelle* et les accidents qui en sont la suite; toutes les formes pathologiques comprises sous la dénomination, d'*obstructions de viscères* et qui relèvent, pour la plupart, soit d'une dyscrésie veineuse, soit de l'hypocondrie, sont très heureusement combattus par l'eau de Martigny. On en tire également les meilleurs résultats contre la *Gravelle* urique et la *Goutte.*

En bains et en douches, on les applique avec efficacité contre les *métrites chroniques,* les *engorgements,* les *déplacements utérins* et les autres *maladies de femmes;*

en lotions, contre les maux d'yeux, etc.

L'eau de Martigny (source ducale) est limpide, légèrement gazeuse et d'une saveur agréable. Sa température de 11° centésimaux. Elle peut être prise soit pure, soit avec du vin, soit en limonade. Il est donc loisible au médecin d'en varier l'administration suivant le désir ou la convenance des malades. Elle se conserve admirablement bien en bouteilles avec toutes ses propriétés curatives.

Un an après l'adoption du Rapport de M. O. Henry par l'Académie de médecine, M. le Ministre accordait l'autorisation qui lui était demandée.

Martigny est un charmant village de 1,500 habitants, à 366 mètres d'altitude et à 6 kilomètres de la jolie petite ville de Lamarche. Sa position, sous le point de vue de l'agrément des malades, ne laisse rien à désirer. Situé au centre d'un plateau largement évasé, et protégé par les coteaux environnants contre les trop brusques changements de température, l'endroit se trouve dans des conditions hygiéniques très avantageuses. A la sortie des vastes jardins de l'Etablissement, les promeneurs peuvent étendre leurs excursions sous l'abri des bois, s'ils ne préfèrent passer au milieu de prés et de vignes, pour arriver à de ravissants points de vue, ou à des endroits intéressants par des souvenirs historiques. Le fameux *Chêne des Partisans,* célèbre par des légendes mystérieuses, en est éloigné de 4 à 5 kilomètres.

On y voit les vestiges d'un camp romain ; des *tumuli ;* un souterrain découvert en 1814, etc.

SAISON

DES

EAUX DE MARTIGNY.

La saison des eaux, des bains et des douches commence le 1.er juin et finit en septembre.

~~~~~~~~~~

Service médical.

L'administration s'est assuré le concours de M. le docteur Maximin Legrand, *ancien chef de clinique de la Faculté de Paris,* qui est chargé de la direction du service médical.

ITINÉRAIRE.

On se rend à Martigny par le chemin de fer de Paris à Mulhouse : billet jusqu'à la station de Laferté-Bourbonne ; — de Laferté-Bourbonne à Martigny : service direct d'omnibus et de diligences correspondant avec tous les trains de Paris.

PRIX DES EAUX,

des Bains et de l'Hôtel.

La saison de 20 jours. . . . . . 20 f. » c.

La demi-saison. 10   »

Chaque douche ou bain simple. . 1   25

Un bain de siége, bain de pieds,
une fumigation, une friction,
chaque. . . . .   »   50

Eaux expédiées à domicile, par
caisse de 30 ou 50 bouteilles,
la bouteille ci . . . .   »   60

Appartements : depuis 2 fr. jusqu'à 20 fr. par jour.

Table d'hôte (déjeûner et dîner),
par jour.   6   50

NOTA. *Pour garantie de toute falsifica-
tion, les bouteilles expédiées à domicile*

sont capsulées en étain et portent une éti-quette sur laquelle est imprimée l'année du puisement ; les bouchons portent le cachet de l'Etablissement.

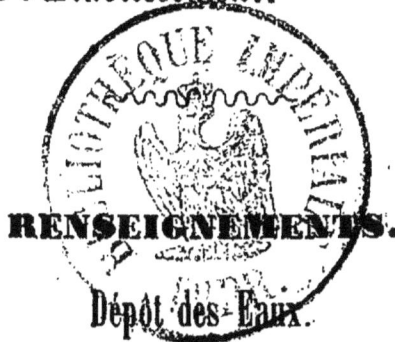

RENSEIGNEMENTS.

Dépôt des eaux de Martigny dans toutes les principales pharmacies.

Pour tous renseignements, s'adresser au DIRECTEUR de l'Etablissement des Eaux minérales, à Martigny-les-Bains (Vosges).

Dijon, impr. Adolphe Grange.